GANNAL

DOCTEUR EN MÉDECINE

EMBAUMEUR DE 1re CLASSE

Rue de Seine, 6

RÉFLEXIONS

SUR LES DANGERS

DES EXHUMATIONS

PRÉCIPITÉES,

ET SUR LES ABUS

DES INHUMATIONS

DANS LES ÉGLISES;

SUIVIES d'Observations sur les Plantations d'Arbres dans les Cimetieres.

PAR M. PIERRE - TOUSSAINT NAVIER, Docteur en Médecine, Conseiller-Médecin du Roi pour les Maladies Epidémiques dans la Province de Champagne, Associé-Correspondant de l'Académie Royale des Sciences de Paris, & Membre de celle de Châlons-sur-Marne.

A AMSTERDAM;

Et se trouve A PARIS,

Chez B. MORIN, Imprimeur-Libraire, rue Saint Jacques, à la Vérité.

M. DCC. LXXV.

AVANT-PROPOS.

L'Auteur de ces Réflexions n'a
pu voir sans frayeur les dangers
auxquels se sont trouvés exposés
ses concitoyens dans des exhumations précipitées, & par la multiplicité des inhumations dans les
Eglises. Il s'est appliqué à démontrer l'abus de ces usages, & à donner des moyens d'en prévenir les
suites & d'en corriger les funestes
effets. Les accidens fâcheux &
sans nombre qui se sont passés sous
ses yeux, joints à ceux dont les
écrits publics ont fait mention
dans différens temps, ont été de
nouveaux motifs d'accélérer un
travail aussi important. Il étoit
essentiel de remonter à l'origine

& aux époques des inhumations dans les églifes, de démontrer qu'elles s'étoient établies par l'ambition, & accréditées par la cupidité, de préfenter un tableau des malheurs qu'elles enfantent tous les jours, enfin d'indiquer des moyens de remédier à la contagion inévitable qui en réfulte, &c. Ce font autant d'objets que l'Auteur a développés avec foin, en appuyant fcrupuleufement fes raifonnemens de preuves démonftratives. Ces Réflexions ont été rendues publiques pour la premiere fois par la lecture qu'en a fait M. Navier à l'Académie de Châlons-fur-Marne, le Mercredi 7 Janvier 1767. On avoit alors conçu des plans de réforme pour remédier à ces abus : mais une multi-

tude d'obftacles & de contradic-
tions qu'il falloit concilier , en
ont différé l'exécution jufqu'à ce
jour. L'Auteur a mis ces délais à
profit , pour recueillir beaucoup
de faits ultérieurs & d'obferva-
tions publiées par des Savans animés d'un zele infatigable pour le
bien public.

Rien n'eft plus capable aujour-
d'hui de faire concevoir des efpé-
rances pour la réuffite d'un projet
auffi effentiellement lié à l'intérêt
des citoyens, que l'Ordonnance
rendue par M. l'Archevêque de
Touloufe, le 23 Mars 1775 , &
l'Arrêt pour l'homologation de
cette Ordonnance prononcé par
le Parlement de la même Ville,
le 31 Mars fuivant. Tous les
citoyens éclairés voient avec la

plus grande satisfaction ce Prélat distingué, faire revivre les saints Canons pour venir au secours de l'humanité, victime de l'ignorance & des préjugés. Cette démarche, vraiment digne du siecle où nous vivons, & qui ne peut manquer de faire époque dans l'histoire, nous annonce d'avance les dispositions des autres Prélats de l'Eglise de France, dont l'ardeur pour l'utilité temporelle du troupeau confié à leurs soins, marche à côté de la sollicitude qui les anime pour leurs besoins spirituels. Nos premiers Pasteurs, jaloux sans doute de concerter avec les vrais dépositaires des Loix les mesures qu'ils se proposoient à cet égard, pour l'avantage de l'humanité, n'ont *voulu rien ordonner ſur cet objet, ſans* leur *con-cours* (1). Deſirant ardemment d'u-nir *leur autorité* à celle des Magiſ-trats, ils n'ont attendu que ces momens favorables, où la juſtice & la bonté du Roi ont mis le comble aux vœux de la nation, pour faire éclater leur zele contre des abus auſſi préjudiciables aux peuples, que ceux dont on fait l'ex-poſé dans cet Ouvrage.

Pourroit-on ſaiſir un inſtant plus favorable pour donner au Public le fruit des travaux de M. Navier ſur cette matiere, que celui où le Clergé aſſemblé paroît diſpoſé à la faire entrer dans le nombre des objets intéreſſans dont il doit s'oc-cuper ?

____

(1) Mandement de M. l'Archevêque de Toulouſe.

Nous efpérons avec fondement que les Magiftrats appuieront du concours des Loix, les mefures fages que prendra l'Ordre Hiérarchique, pour réformer utilement & efficacement un article auffi effentiel de l'adminiftration eccléfiaftique & civile.

CORRECTIONS.

*P*AGE 2, *ligne* 17, *fupprimez* l'& & la virgule *qui précede.*
Page 3, *lig.* 18; dropuit, *lifez* produit.
Page 17, *lig.* 3; inhumat-, *lifez* inhumations.

RÉFLEXIONS

RÉFLEXIONS

SUR LES DANGERS

DES EXHUMATIONS

PRÉCIPITÉES,

ET SUR LES ABUS

DES INHUMATIONS

DANS LES ÉGLISES, &c.

Lues dans une Affemblée de l'Académie des Belles-Lettres, Sciences & Arts de CHAALONS-SUR-MARNE.

S I les fociétés littéraires & académiques ont pour objet dans leur établiffement, tout ce qui peut devenir utile à l'homme ; on peut dire que rien ne les intéreffe autant que ce qui a rapport à fa confervation. Nous devons donc, à l'exemple des plus célebres Académies, faifir avec empreffement toutes les

A

occafions qui fe préfentent de figna-
ler notre zele à cet égard , & donner
des preuves fenfibles de nos foins pour
tout ce qui regarde le bien de l'humanité. Ce font ces motifs qui m'ont fait
naître le deffein de repréfenter les dangers auxquels on feroit expofé par l'exhumation précipitée des cadavres dépo-
fés dans les caveaux des Eglifes, ou inhumés dans les Cimetieres des Paroiffes.

Il eft quelquefois inévitable d'interdire ou de changer les Cimetieres
de quelques Paroiffes, ou de travailler
à ces fouterreins, que par un ufage
abufif on remplit journellement de
corps morts. Nous croyons donc entrer
dans les vues de bien public, & des Magiftrats qui nous gouvernent, en dé-
montrant les dangers auxquels on
expoferoit les Citoyens, en faifant exhumer les corps avant qu'ils fuffent
entiérement confumés.

Les corps morts des animaux éprou-
vent fucceffivement les différens degrés

de la fermentation putride, qui doit
les conduire à leur deſtruction totale.
Ces premiers degrés ſont peu ſenſibles,
d'autant qu'ils ne ſont encore que les
produits d'une foible altération des
liquides ; mais lorſque la déſunion ſe
fait dans les ſolides, qu'elle paſſe ſucceſſivement dans les fibres charnues,
nerveuſes, tendineuſes, & juſque dans
leurs parties intégrantes, il en réſulte
des combinaiſons bizarres d'une fétidité inſupportable, délétaire & deſtruc-
tive de tous les êtres vivans. Ce ſont
autant de poiſons ſubtils & *léthiferes*
qu'on ne ſçauroit trop redouter. Les
exhalaiſons qui en émanent ſont d'autant plus nuiſibles, qu'elles ſont le
dropuit de combinaiſons ſalino-fétides
putréfiées, & l'effet des derniers efforts
de la corruption, qui rompt, diviſe,
briſe & détruit tumultueuſement ce
que la nature avoit uni avec tant d'art
ſous la main puiſſante du Créateur.

Si le monſtrueux mélange qui réſulte

de la putréfaction, vient à s'élever dans l'athmosphere sous la forme d'évaporations ou d'exhalaisons infectes, il pénetre jusque dans la substance intime des organes tendres & délicats des corps animés, où il porte infailliblement des principes de destruction toujours dangereux & souvent mortels.

Si les animaux qui périssent de mort violente, n'étant point inhumés, exhalent des vapeurs fétides, capables d'infecter l'athmosphere à une distance considérable ; que ne doit-il pas résulter de la putréfaction des corps qui meurent de différentes maladies contagieuses, épidémiques, &c ? Le proverbe italien : *Morta la bestia morto il veneno*, ne peut être appliqué ici. Il concerne particuliérement les bêtes vénéneuses, dont le poison consiste dans la morsure qu'elles font étant irritées, mais qui sont très-faines dans leur propre substance ; témoin la vipere, qui est de tous les serpens connus

en Europe le plus redoutable par fa
morfure, dont la chair néanmoins eft
très falutaire, prife en fubftance, ainfi
que les bouillons qu'on en extrait. Les
émanations putrides de certaines maladies, font d'une toute autre nature
que les poifons les plus fubtils des bêtes
vénéneufes. Ces miafmes ont un tel
degré d'action & de malignité, que
nous voyons les plus fâcheux accidens
produits par quelques atômes de ces
levains empoifonnés, communiqués
foit du vivant des malades, foit après
leur mort (1). Combien de ces péril-

____

(1) Depuis la lecture de ce Mémoire, la
Gazette de France du 25 Juin 1773, pag. 228,
rapporte un événement des plus fâcheux, qui
confirme ce que nous avançons. En voici les
paroles:
  « Le 20 Avril dernier, on creufa à Saulieu
» dans la nef de l'Eglife de S. Saturnin, une
» foffe pour une femme morte de fievre pu-
» tride. Les foffoyeurs découvrirent le cercueil
» d'un corps enterré le 3 Mars précédent. En
» defcendant dans la foffe le cadavre de la
» femme, la biere s'entrouvrit, ainfi que le
» cercueil dont on vient de parler, & il fe
» répandit fur le champ une odeur fi fétide,
» que tous les affiftans furent forcés de fortir.
» De cent vingt jeunes gens des deux fexes
» qu'on préparoit à la premiere Communion,

leufes maladies fe tranfmettent par le feul contact, ou par l'air contagieux que l'on refpire auprès des malades qui en font attaqués. La plus légere partie du virus de la petite-vérole infinuée dans le corps d'une perfonne très-faine, y produit en peu de temps une maladie, qui ne répond pas toujours par la douceur & la bénignité de fes fymptômes aux intentions de ceux qui y ont introduit ce poifon (1).

>> cent quatorze tomberent dangereufement
>> malades, ainfi que le Curé & le Vicaire,
>> les foffoyeurs & plus de foixante-dix autres
>> perfonnes, dont il eft mort dix-huit per-
>> fonnes, y compris le Curé & le Vicaire, qui
>> ont été enlevés des premiers >>. M. Maret,
Docteur en Médecine, & Secretaire de l'Académie de Dijon, rapporte cet événement d'une maniere plus détaillée par une Lettre inférée dans le Journal Encyclopédique de Septembre 1773, & rapportée dans le recueil du Mémoire fur les Cimetieres de Verfailles, pag. 72. Cette Lettre fe trouve auffi dans un Mémoire qu'il a publié depuis fur le même fujet, imprimé à Dijon, chez Cauffe; fe trouve à Paris, chez Moutard, Libraire, Quai des Auguftins. Je n'ai point vu ce Mémoire, non plus que celui de M. Olivier, Médecin de Montpellier, fur les Sépultures des Anciens, où l'on démontre qu'elles étoient hors des villes, &c. M. Huberman en Autriche a écrit fur le même objet. Voyez page 4 du Recueil de Verfailles.

(1) C'eft ce que M. d'Origny, Docteur-Régent

On a vu des Anatomistes périr très-promptement pour avoir ouvert ou disséqué des corps morts de maladies contagieuses ; ils sont au moins exposés à quelque funeste accident, lorsqu'ils ont des plaies aux mains, ou qu'ils se blessent en disséquant de tels sujets. Un jeune Médecin de ma connoissance qui travailloit à l'ouverture d'un corps mort du scorbut, s'étant blessé & entamé la main avec l'instrument dont il se servoit, éprouva en moins de vingt-quatre heures des accidens très-graves, qui ne se dissiperent qu'avec beaucoup de peine. J'ai moi-même été attaqué dans l'espace de quelques heures d'une esquinancie des plus violentes, pour avoir porté par mégarde la main à la bouche, en travaillant sur un cadavre.

Que n'aurions-nous donc pas à craindre, si l'air étoit infecté par l'ex-

de la Faculté de Médecine de Paris, a démontré dans ses sages & savantes réflexions sur l'*Ino-sulation*. A Paris, vol. *in-*12, chez *Desaint*, 1764.

humation d'un nombre de cadavres qui feroient péris par des maladies contagieufes ? Il eft important d'obferver que les corps des hommes font fufceptibles d'une putréfaction plus grande & beaucoup plus dangereufe que ne le font ceux des autres animaux. Cette différence vient particuliérement de celle des alimens dont ils font ufage. *Plus minufve in putredinem vergunt animalia , pro varietate alimenti quo fe fuftinent.*

Les émanations infectes que répandroient dans l'air ces cadavres en partie corrompus ou confumés, fe tranfmettroient certainement plus ou moins abondamment à tous ceux qui fe trouveroient placés dans cette athmofphere de contagion. Les liqueurs animales une fois imprégnées de ces exhalaifons méphitiques , auroient bientôt pris leur caractere, & feroient des progrès rapides vers leur deftruction. Combien de fois n'a-t-on pas vu des exhalaifons de cette nature fortir des entrailles de la terre pendant les exhumations, fe répandre dans l'athmofphere, détruire ou abforber l'élafticité de l'air, & fuffoquer fubitement des hommes d'ailleurs fains & robuftes.

La putréfaction volatilife extrêmement les fubftances animales, & en rend les exhalaifons pernicieufes. Celles des cadavres qui ont été retenues pendant long-temps dans les entrailles de la terre ont. fouvent été peftilentielles. Un Général de Carthage ayant fait ouvrir un lieu de fépulture devant une petite Ville de Sicile pour y faire des retranchemens, la pefte fe mit dans fon armée. La Ville de Lectoure fut affligée l'année 1744 d'une maladie épidémique, qui fit périr près d'un tiers de fes habitans. On en attribua la caufe à un vieux Cimetiere, où l'on avoit fait des travaux profonds.

La tranfpiration animale, même celle des corps fains, lorfqu'elle eft trop abondante & renfermée dans des lieux d'où elle ne peut pas se diffiper, devient bientôt fufceptible de corrompre l'air & de détruire fon reffort vivifiant. Celle des mourants eft contagieufe, fur-tout dans les maladies épidémiques. Des exhalaifons de morts & de mourans ravagerent par leur malignité l'armée romaine victorieufe dans Syracufe, fous le commandement de Marcellus.

Les émanations putrides des fubftances animales corrompues, fe propagent & occupent des efpaces immenfes. Le Chevalier d'Igby rapporte que des vautours font venus de deux ou trois cens lieues à l'odeur des corps morts qui étoient reftés fur la terre après de grandes batailles.

De telles exhalaifons devenues contagieufes, fe communiquent de proche en proche, & pour ainfi dire en fe regénérant de leurs propres cendres, ou d'animal à animal : elles deviennent.

enfin généralement contagieuses, & propres à ravager des Provinces, des Nations, des Empires. Il en eſt de même chez les animaux que chez les hommes. « Une baleine morte, dit » Boerhaave, qui a été jettée par la » mer ſur le rivage, peut infecter tout » un pays d'exhalaiſons peſtiférées ».

La terrible épidémie qui a régné en 1744 & 1745 ſur le gros bétail, s'eſt communiquée de proche en proche dans toute la France & preſque dans toute l'Europe. On croit que cette épidémie devoit ſon origine aux exhalaiſons putrides d'une grande quantité de chevaux & d'autres bêtes mortes dans les armées. Qu'il nous ſoit permis de rappeller ici les ſoins que nous nous ſommes donnés conjointement avec Meſſieurs les Officiers municipaux de cette Ville, pendant le long eſpace de temps qu'a duré cette épidémie, pour en empêcher la communication aux animaux ſains, ainſi que les ſuites fâcheufes qui pouvoient en réfulter pour les hommes. Afin d'obvier à d'auffi funeftes inconvéniens , nous avons fait inhumer avec exactitude les corps des bêtes mortes, & fans permettre qu'elles fuffent dépouillées. Nous avons veillé attentivement à ce qu'il ne fe débitât aucune viande de bête malade ; & pour éviter toute efpece de furprife dans un objet de cette importance , nous vifitions ces animaux & les exa-minions fcrupuleufement dans les bou-cheries, où l'on tuoit & où l'on ouvroit fous nos yeux toutes les bêtes deftinées pour l'ufage du Public. On avoit foin alors de marquer d'un fer rouge à dif-férens endroits les bêtes reconnues fai-nes, & ce fer portoit les Armes de la Ville, afin d'éviter le dol, & d'arrêter la cupidité de ceux qui cherchoient à vendre de la viande de bêtes malades & même mortes de la maladie régnan-te. On fe fouvient encore qu'il y avoit des perfonnes qui faifoient alors ce

criminel & frauduleux commerce, qui
ont été arrêtées & punies comme elles
le méritoient.

Pour rendre nos démarches plus
utiles dans de telles circonftances, nous
avons étudié avec attention la nature de
l'épidémie du gros bétail , par les ouvertures des bêtes mortes de la maladie
courante ; nous avons indiqué les
moyens que nous avons cru les plus
propres à la prévenir & à la diffiper,
& nous en avons rendu compte au
Public dans une Differtation imprimée
en 1746. Par ces précautions affidues,
les habitans de cette Ville ont été
prefque entiérement garantis de différentes épidémies, qui ont beaucoup
affligé tous les endroits où l'on avoit
négligé cet important objet. Nous
avons enfuite publié un Ouvrage fur
quelques maladies populaires qui ont
régné dans différens cantons de la Province & du Royaume; nous y avons
fait voir que ces maladies devoient

être attribuées en grande partie à cette épidémie zootique.

Lancizi, célebre Médecin d'Italie, nous a transmis nombre d'exemples de contagions arrivées par la fouille des terreins qui contenoient des cadavres. Il est même persuadé que toutes les fois que la terre est ouverte à de certaines profondeurs, soit artificiellement, soit par des tremblemens de terre, l'air en est toujours altéré au point d'occasionner souvent de funéstes épidémies. *Non enim inficiamus tum cadavera insepulta, tum subitò apertos telluris sinus, sepulchra.... cœlum ita afficere ut morbidum fiat pestiferumque* (1).

Si les corps exhumés avant qu'ils aient parcouru tous les différens degrés de dissolution & qu'ils soient parvenus à leur entier desséchement, exposent les vivans aux plus grands dangers; les corps des animaux quelconques

______

(1) Lancizi *de noxiis paludum effluviis.*

deſtitués de vie & expoſés en plein air, produiſent également de fâcheux accidens ; quoique l'air libre où ils ſe trouvent, emporte continuellement les émanations putrides qui s'en élevent à meſure qu'ils ſe corrompent. Nous avons un exemple frappant de ces funeſtes effets dans une maladie qui ravagea en Bohême, pendant la derniere guerre, une partie de l'armée françoiſe ; maladie que l'on a toujours attribuée, avec fondement, aux exhalaiſons putrides, tant des hommes que des animaux, dont la terre étoit couverte ; parce que la violence du froid ne permettant pas de les inhumer, on les entaſſoit dans des puits, où on les laiſſoit expoſés à l'air.

Que n'aurions-nous donc pas lieu de craindre des débris de corps morts détruits par la putréfaction, s'ils étoient expoſés en grand nombre à un air libre? La prodigieuſe quantité de miaſmes putrides qui s'en exhaleroient, infecteroient tellement l'athmofphere, qu'il y auroit tout à rifquer pour les hommes & pour les bêtes qui feroient expofés à ces mortelles exhalaifons. L'efpece d'analogifme que ces émanations confervent encore avec les fubftances animales, les rend plus propres à les pervertir. Ces exhalaifons s'infinuant dans les corps vivans par les pores de la peau, par les voies de la refpiration, par les alimens, infectent les liquides, enflamment les folides, & les détruifent par une prompte putréfaction.

Les terreins des Cimetieres font toujours imbus d'exhalaifons délétaires des cadavres corrompus ; il eft donc dangereux de les ouvrir, & prefque toujours funefte d'y faire de longs travaux, particuliérement des fouilles profondes, lors même qu'on n'y trouve plus de veftige de cadavres. Tout le monde fçait que les Foffoyeurs ne peuvent creufer une foffe fans fufpendre leur travail. Ils fe fentent fuffoquer

lorſqu'ils le continuent trop long-
temps.

Huit hommes forts & robuſtes que
nous avions employés pour l'inhuma-
des os renfermés dans le charnier du
Cimetiere de Notre-Dame de cette
Ville, eurent beaucoup de peine à finir
ce travail ; & leur ſanté en fut ſi altérée, que leurs viſages étoient défigurés.
Ceux que la curioſité faiſoit approcher
de trop près ces oſſemens, étoient ſu-
bitement frappés d'une odeur infecte,
& forcés de le retirer.

On a obſervé que les liqueurs animales deviennent corroſives par la
putréfaction. En voici un exemple
entre autres : « Pluſieurs enfans, dit
» Baynard, jouoient avec le cadavre
» d'un pendu mort depuis pluſieurs
» mois. Le plus hardi d'entre eux
» frappa d'un coup de poing la poitrine
» nue de ce cadavre ; il en jaillit une
» liqueur corroſive qui toucha le bras
» de cet enfant, & y fit une excoriation

» fi vive, qu'il fut difficile de le pré-
» ferver contre la gangrenne ». Ra-
malzini prétend que la plupart des
maladies contagieufes viennent d'exhalaifons putrides des corps morts, ou
des vapeurs corrompues des eaux crou-
piffantes.

Ne font-ce pas de pareilles exhalaifons qui occafionnent tous les jours les
accidens qui arrivent dans les Eglifes
où l'on enterre beaucoup de corps ?
On voit affez fouvent dans quelques
Paroiffes de cette Ville des perfonnes
tomber en fyncope, particuliérement
dans celles de Notre-Dame & de faint
Alpin, où fous prétexte de procurer
un certain profit aux Fabriques, on
permet de fréquentes inhumations.
L'Auteur que je viens de citer, nous
affure que les enterremens dans les
Eglifes ont toujours occafionné des
accidens très-fâcheux, & l'on fçait
qu'elles ont été défendues jufqu'au
neuvieme fiecle.

S'il reſtoit encore quelque doute ſur les dangereuſes ſuites qu'entraînent néceſſairement après elles les inhumations & les exhumations dans les Egliſes, je pourrois citer une foule d'exemples plus frappans les uns que les autres. Ceux que je vais rapporter ſont plus que ſuffiſans pour achever de convaincre les eſprits les moins éclairés & les plus prévenus. Le premier eſt arrivé à Paris en Mars 1749. M. Malouin a eu ſoin de le conſigner dans les Mémoires de l'Académie des Sciences. Voici le précis de cet événement :

1°. On avoit enlevé pendant l'hiver de 1749 tous les bancs de l'Egliſe de S. Euſtache pour creuſer & conſtruire des caveaux. Les corps morts que l'on rencontra dans la fouille du terrein, furent exhumés & transférés, pour la plupart, derriere l'Œuvre. Ceux qu'on devoit enterrer dans l'Egliſe furent dépoſés dans un caveau particulier ſitué ſous les charniers, & ce caveau n'avoit

point été ou-ert depuis fort long-
temps. Le 7 Mars fuivant, les enfans
qui étoient au Catéchifme tomberent
prefque tous en fyncope ou en foiblefſe
dans le même temps. Cependant ils
furent fecourus fi promptement à la
récommandation de M. le Premier-
Préfident, & fi efficacement par les
foins de M. Ferret, Médecin des Pauvres de cette Paroiffe, qu'il n'en mourut aucun. Le Dimanche fuivant le
même accident arriva à une vingtaine
d'enfans & à d'autres perfonnes de tout
âge. La femaine fuivante le même
événement arriva à fainte Perine,
proche la Villette, d'où l'on avoit
exhumé des cadavres pour y con-
ftruire une Manufacture de Rubans,
où l'on faifoit travailler de jeunes
filles.

2°. L'exemple fuivant n'eſt pas moins
frappant : Un Foffoyeur creufant une
foffe dans l'Eglife de faint Alpin de
cette Ville, y trouva un corps prefque

dans fon entier, quoiqu'inhumé depuis long-temps. Il l'entama d'un coup de hoyeau, & fut frappé fur le champ de l'odeur infecte de ce cadavre : il tomba malade, & mourut dans les vingt-quatre heures.

3°. Des Foffoyeurs ayant ouvert un caveau à Montpellier, les premiers qui y entrerent périrent fur le champ.

4°. La Gazette de France, du 25 Juin 1773, que nous avons citée, fait le récit de deux fâcheux accidens occafionnés par des inhumations & des exhumations faites dans des Eglifes. Le premier eft arrivé à Dijon, & le fecond, à peu de diftance de cette Capitale de la Bourgogne.

« L'Office paroiffial de l'Eglife de
» faint Médard détruite depuis envi-
» ron un fiecle, fe faifant à la Cathé-
» drale, & le Cimetiere étant d'une
» étendue peu confidérable, on a été
» obligé d'inhumer dans l'Eglife la
» plus grande partie des morts. On y

» a creufé en conféquence plufieurs
» caveaux, dont deux font vuidés fuc-
» ceffivement tous les quatre ans pour
» faire place à de nouveaux cadavres.
» Alors on enleve des corps que l'on
» retire des caveaux les offemens que
» l'on dépofe dans le Cimetiere, & l'on
» creufe dans le caveau même une foffe
» pour y jetter les chairs. On a fait
» cette année 1773 la même opération
» la nuit du 5 au 6 du mois de Mars ;
» & pour hâter la deftruction des chairs
» que l'on avoit précipitées dans la
» foffe, on les a couvertes de chaux
» en poudre, qu'on a arrofée avec de
» l'eau. Mais la chaux fut à peine en
» fufion, qu'il s'éleva du caveau, quoi-
» que refermé, une odeur peftilentiel-
» le dans l'Eglife, qui infecta tous les
» environs. Un grand nombre d'habi-
» tans en ont été malades, & l'on a eu
» des peines infinies à purifier l'air
» empefté de cette Eglife, que les
» Prêtres & les Paroiffiens ont été

» obligés d'abandonner pendant plu-
» fieurs jours. Le même accident étoit
» arrivé dans la ville de Talant, à
» trois quarts de lieue de Dijon, &
» deux perfonnes y périrent ». Ces
détails révoltans, dit l'Auteur de la
Gazette , engageront peut - être les
Chefs de la hiérarchie eccléfiaftique &
de l'adminiftration politique à fe réunir pour prévenir de femblables malheurs ; « les accidens qui réfultent de
» l'inhumation des corps dans les Egli-
» fes, font trop fréquens & trop funef-
» tes pour ne pas exciter le zele du
» miniftere public, & le porter à abolir
» un ufage funefte à l'humanité (1) ».
Comment en effet a-t-on pu fe livrer à

____

(1) M. Maret , Docteur en Médecine &
Secretaire perpétuel de l'Académie Royale de
Dijon, a communiqué par la voie du Journal
Encyclopédique d'Avril dernier, page 115, le
récit de ce même événement, mais d'une maniere plus détaillée & plus circonftanciée. On
y voit avec fatisfaction le zele & la force avec
lefquels cet Académicien combat l'énorme abus
des enterremens dans les Eglifes. Cet extrait
fe trouve auffi dans le Mémoire de Verfailles,
pag. 72.

des ufages dont le feul récit fait horreur, & dont les fuites feront toujours
& inévitablement préjudiciables aux
vivans, capables d'infecter toute une
ville, & d'y produire des maladies
contagieufes qui pourroient fe répandre
dans toute une province ?

Nous avons eu dans cette ville un
exemple qui confirme combien l'exhumation des corps que l'on croit confumés, eft capable d'infecter l'air de
vapeurs révoltantes pour l'odorat, &
combien elles peuvent s'étendre dans
l'athmofphere. En 1724, on exhu-
ma une partie des cadavres qui re-
pofoient dans le cimetiere de la Mag-
deleine, fitué à l'entrée d'une des
promenades publiques, nommée le
Jard, où l'on enterroit les morts de
l'Hôtel-Dieu. On eut attention de
n'exhumer alors que ceux qui avoient
été enterrés plus de quatre ans au-
paravant. Cependant ils ne fe trouverent pas confumés à beaucoup près;

ils

ils exhaloient une odeur si insuppor-
table, qu'on eut beaucoup de peine
à en faire le transport dans le cimetiere destiné pour les inhumer de nouveau, nonobstant la quantité d'en-
cens que l'on brûloit dans ce convoi.
J'ai observé dans le temps que l'on
faisoit cette exhumation, une prodi-
gieuse quantité de corbeaux sur les
arbres les plus voisins du cimetiere.
Cette cohorte d'oiseaux y étoit atti-
rée par l'odeur fétide des corps exhumés, & fondoit avec précipitation
sur les débris des cadavres, pour en
faire leur pâture. Quelque mesure que
l'on prît pour les en écarter, ils y
revenoient opiniâtrément. Tous les
fossoyeurs de l'Hôtel-Dieu interrogés
combien il falloit de temps pour con-
sumer les corps inhumés, ont assuré
qu'il falloit plus de quatre ans pour
ceux qui étoient enterrés en plein
air, & qu'ils avoient souvent expé-
rimenté combien est grand le danger

B

d'y toucher avant ce terme. Ils ont même obfervé plufieurs fois, que les pluies abondantes contribuoient à les conferver. Indépendamment de ce témoignage, j'ai vu fous mes yeux un fait qui m'a confirmé dans l'opinion où j'étois, qu'il falloit un temps affez confidérable pour confumer entiérement les corps inhumés dans les églifes.

Je me trouvai dans l'églife de Notre-Dame de cette ville, lorfque l'on y creufoit une foffe. Le foffoyeur qui avoit été forcé de quitter l'ouvrage à plufieurs reprifes, afin d'aller refpirer un air plus libre, me fit voir dans cette foffe les débris de trois cadavres qui étoient l'un fur l'autre, & encore tout chargés de fubftances charnues. Il y avoit néanmoins vingt ans que le plus ancien étoit inhumé, le fecond l'étoit depuis onze ans, & le troifieme depuis fept à huit ans (1). Combien ne

______

(1) Il faut obferver qu'on étoit ici dans l'ufage de ne jamais répandre de chaux fur *les*

doit-il pas s'élever d'exhalaisons fétides à l'ouverture de telles fosses , &
quelle infection n'en doit pas résulter
dans nos temples ! Le mal ne se borne
pas là. On transporte ces portions
cadavéreuses encore fraîches dans des
charniers ; & l'on altere tous les jours
la pureté & la salubrité d'un air , qui
doit entretenir la santé & la vie de
tant de personnes cheres à leurs familles & précieuses à l'Etat. Cette
observation n'est pas sans fondement.
J'ai souvent visité les charniers , &
j'y ai toujours vu des os couverts de
parties charnues & corrompues. C'est
donc injustement que l'on nous avoit
blâmés d'avoir fait détruire le charnier du cimetiere de Notre-Dame ,

corps de ceux que l'on inhumoit dans les
Eglises , sous prétexte que cela répugnoit aux
familles : abus dont nous avons fait sentir
les dangereuses conséquences; ce qui a produit un Réglement autorisé par M. l'Evêque ,
où il a été arrêté qu'on n'enterrera qui que
ce soit dans les Eglises , sans jetter sur le corps
deux boisseaux de chaux vive & quelques seaux
d'eau. Mais il seroit beaucoup plus sage & plus
prudent de n'y faire aucune inhumation.

la plus grande Paroiſſe de la ville (1), & d'avoir repréſenté qu'il falloit rendre les inhumations plus rares dans les égliſes, en obſervant que pour cet effet il conviendroit de fixer le prix de chaque inhumation à un taux beaucoup plus haut que de coutume, au profit de la Fabrique. J'ai même ajouté alors que ce feroit un avantage réel pour les habitans des grandes villes, ſi les cimetieres en étoient éloignés. Notre conduite à cet égard ne peut être taxée d'imprudence, puiſque le Parlement a rendu un Arrêt, le 21 Mai 1765, qui défend d'inhumer dans les égliſes, & qui ordonne que tous les Cimetieres feront transférés hors de Paris.

Voici un nouvel exemple frappant des ſuites funeſtes auxquelles expoſent les inhumations & les exhumations faites dans les Egliſes:

____

(1) Ce lieu couvert contenoit trente à quarante toiſes cubes d'oſſemens.

Extrait de la Gazette de Santé, du 10 Février 1774.

« Le Seigneur d'un village situé
» à deux lieues de Nantes, mourut
» d'une fievre putride, le 5 Décem-
» bre 1773. On voulut lui préparer
» une fosse distinguée dans l'Eglise.
» Pour cet effet on remua plusieurs
» cadavres, & l'on déplaça le cercueil
» d'une de ses parentes enterrée au
» mois de Février précédent. L'infec-
» tion se répandit aussi-tôt dans l'E-
» glise ; ce qui n'empêcha pas de con-
» tinuer la cérémonie.... Quinze de
» ceux qui assisterent à ces obseques,
» moururent en huit jours de temps.
» De ce nombre sont quatre malheu-
» reux Paysans, qui avoient levé la
» tombe, préparé la fosse & remué les
» cercueils. Six Curés assistant à cette
» révoltante cérémonie, ont aussi man-
» qué de périr.... Puisque les coups
» redoublés de l'infection ne cessent de

» frapper d'innocentes victimes par
» l'abus des enterremens dans les Egli-
» fes & dans les Villes, qui y devient
» un foyer perpétuel de contagion, &
» la caufe manifefte de très - grands
» maux ; réveillons l'attention du Gou-
» vernement à cet égard : ofons repré-
» fenter aux Grands de la terre le dan-
» ger qu'ils courent en tolérant ce
» dangereux ufage. Les befoins & les
» malheurs des peuples n'approchent
» jamais des Cours ; mais la garde qui
» repouffe l'indigence, ne peut rien
» contre une athmofphere infectée. Les
» Rois & les peuples refpirent le même
» air ; & quand cet air eft chargé de
» miafmes contagieux, alors ni les
» murs les plus élevés, ni les barrie-
» res les mieux défendues, ne fçau-
» roient l'empêcher de pénétrer juf-
» qu'au fein des Palais. Comment donc
» ceux qui ont tant d'intérêt à vivre,
» n'emploient - ils pas leur crédit &
» leur pouvoir contre la fépulture des

» morts dans les Villes & dans les
» Eglifes. . . . Lorfqu'une épidémie
» ravage quelque contrée, nul des
» moyens de la combattre n'eft négli-
» gé; & il faut convenir que dans
» aucun fiecle, on n'a fecouru plus
» utilement & plus promptement les
» hommes. . . Mais ne vaudroit-il pas
» mieux encore prévenir le mal dans
» fa fource, & détourner la caufe qui
» donne naiffance à la contagion, fur-
» tout lorfqu'elle eft auffi reconnue &
» auffi facile à combattre, que celle
» dont il s'agit ? Il faut pour cela
» mettre à exécution l'Arrêt que le
» Parlement, toujours attentif au bien
» public, a rendu le 21 Mai 1765,
» contre les inhumations dans les
» Villes ». Loi fage que le Roi a con-
firmée par un Arrêt de fon Confeil,
rendu le 24 Février 1769, par lequel
il ordonne que le Cimetiere de la Paroiffe faint Louis de Verfailles fera
transféré hors de la Ville ; ce qui a

B 4

donné lieu de folliciter auprès de la Cour l'exécution du même Arrêt, pour le Cimetiere de la Paroiffe de Notre-Dame de cette Ville. Ce font des faits qui nous ont été tranfmis par un bon Citoyen, dans un Recueil de Pieces concernant les Cimetieres de la Ville de Verfailles (1). Le Danemarck, la Suede, la Ruffie viennent d'adopter ces réglemens, en profcrivant les Cimetieres du centre des Villes. Cette louable pratique s'obferve auffi dans toute la Chine (2).

Nous avons déjà obfervé que les inhumations dans les Eglifes ont été défendues jufqu'au neuvieme fiecle. L'on fçait auffi que les cimetieres

---

(1) Cette brochure de quatre-vingt pages, fe trouve à Verfailles, chez Blaizot ; & à Paris, chez Valade, 1774.

(2) Recueil de Pieces fur les cimetieres de Verfailles, pag. 44. Extrait des Lettres de M. Louis, Chirurgien, fur les fignes de la mort, qu'il a faites pour combattre l'ouvrage de M. Bruyer d'Ablancourt, Docteur en Médecine de Paris, fur l'abus des enterremens précipités.

étoient hors des villes, & combien
les hommes ont été de tout temps
attentifs à prendre les plus grandes
précautions pour garantir les vivans
de la contagion que les corps morts
pouvoient produire en se pourrissant.
On ne permet jamais dans le vaste
empire de la Chine, qu'il y ait aucun
lieu de sépulture dans les villes. Ces
peuples portent l'attention plus loin.
Ils font remplir de chaux vive le
cercueil où l'on dépose le corps mort,
& souvent ils imbibent de poix &
de bitume cette boëte sépulcrale, qui
est construite de bois fort épais & précieux (1). Les Egyptiens, ce peuple
si sage, avoient établi la coutume d'em-
baumer les corps morts ; cérémonie
qui consistoit à les remplir intérieu-
rement, & à les couvrir d'une couche
épaisse de matieres balsamiques, pro-

____

(1) Histoire moderne des Chinois, &c. tome I,
page 355 & 356.

pres par leur nature à s'oppofer à la corruption, & à former fur ces corps une efpece de vernis impénétrable. L'on recouvroit enfuite toute la furface du cadavre de bandelettes enduites d'un femblable vernis : elles étoient roulées très-artiftement autour du corps, pour retenir les baumes & former du tout une feule maffe que l'on dépofoit dans les fables brûlans du pays, ou dans de profonds tombeaux. Des hiftoriens affurent que les fameufes pyramides d'Egypte étoient des lieux de fépultures, deftinés pour les Princes. Beaucoup de peuples, & particuliérement les Romains, avoient cru ne pouvoir s'oppofer plus efficacement aux mauvais effets de la corruption des corps morts, qu'en les réduifant en cendres. Ces ufages fe font abolis, ou n'ont peut-être pas eu lieu parmi nous. Mais nos fages légiflateurs avoient ordonné que les corps morts feroient mis en terre dans des endroits éloignés des villes, en plein air & à des profondeurs confi-dérables. Cette coutume remonte juf-qu'à la plus haute antiquité.

Comment donc a pu s'introduire par-mi nous l'ufage d'inhumer des milliers de corps dans l'enceinte des grandes villes, où ils font fouvent à peine recouverts de deux à trois pieds de terre? Car on fçait à cet égard quelle eft la négligence des foffoyeurs. Sou-vent ils ne donnent pas plus de quatre pieds ou quatre pieds & demi de pro-fondeur aux foffes particulieres qu'ils creufent pour les inhumations. Les corps que l'on y dépofe enfermés dans leurs cercueils, y font une élévation d'environ un pied & demi. Refte donc à peu près trois pieds de recouvrement de terre; ce qui n'eft pas à beaucoup près fuffifant pour concentrer dans le fein de la terre les exhalaifons putri-des, qui commencent à s'échapper des corps, depuis le moment qu'ils entrent

B 6

en putréfaction, jusqu'à leur entier
desséchement. Si les fosses particulieres, faites pour chaque corps, ont
de tels inconvéniens, quel doit être
celui de ces grandes fosses, où l'on
met trente & quarante morts les uns
sur les autres, que l'on recouvre en-
suite de deux ou trois pieds de terre?
Il faut observer de plus que ce sont
des corps humains, & qui sont morts
de maladies : ce qui ajoute plus ou
moins à la dépravation des exhalaisons corruptrices qui en émanent, selon
la nature de la maladie qui les a fait
périr, ainsi que nous l'avons déjà
observé.

De tous les temps les peuples ont
eu grand soin de désigner des endroits éloignés des villes, exposés au
grand air, que l'on nommoit mala-
dreries, dont on voit encore des vesti-
ges aux environs de cette ville & de
beaucoup d'autres, pour la retraite
& la sépulture des malades attaqués

& péris de la pefte , ou de toute autre maladie violemment contagieufe. Mais la plupart des corps qui meurent tous les jours dans les grandes villes telles que Paris, par les différentes maladies putrides & malignes , ne font-ils pas capables d'infecter l'air de miafmes contagieux ? On a encore confervé la fage police de nos ancêtres à l'égard des corps péris dans les hôpitaux , favoir de les transférer dans des cimetieres fitués hors des villes.

Pourquoi ne pourroit-on pas également éviter aux vivans les dangers qui réfultent des inhumations innombrables de corps que l'on entaffe les uns fur les autres , dans les cimetieres de Paris & des autres grandes villes ? Qui peut concevoir & apprécier la nature & l'intenfité de la fétidité qui s'éleve de ces cavités léthiferes, dont les exhalaifons infectes alterent d'autant plus la falubrité de l'air, que l'élévation des maifons & des édifices des grandes villes empêche l'air d'y pénétrer avec liberté, & de les diſſiper ? C'eſt donc avec beaucoup de ſageſſe que le premier Parlement du Royaume a travaillé ſur cet important objet pour en réprimer l'abus.

Si nous devons imiter la prudence des anciens peuples, en faiſant éloigner les corps morts de l'athmoſphere des vivants, nous devons auſſi éviter de ſuivre l'uſage inhumain où ils étoient d'enlever de force les malades de leurs maiſons, lorſqu'ils les ſoupçonnoient atteints de maladie contagieuſe. Un pareil moyen ſeroit ſeul capable de donner la mort, & d'éteindre par le déſeſpoir les reſſources de la vie qui pourroient encore ſe trouver chez les malades, ſi la prudence & la ſageſſe ne préſidoient pas à ſon exécution. D'ailleurs la triſteſſe & la conſternation que produiroit une conduite auſſi dure, jetteroient bientôt dans des familles déſolées les germes de la con-

tagion, en favoriferoient le progrès,
la multiplieroient, la rendroient gé-
nérale, plus redoutable, & de plus en
plus funefte.

On a peine à concevoir comment
a pu s'établir parmi nous l'ufage d'exhumer les os des morts, pour les rendre au jour, & pour les accumuler,
comme nous l'avons déjà obfervé, en
des monceaux prodigieux. Je n'en
cherche pas la caufe; mais je demande
quelle corruption ne doivent pas produire dans l'air ces amas de quarante à
cinquante toifes cubes d'offements,
qui, pour la plus grande partie, ont
été tirés de terre avant que d'être entiérement defféchés, ou qui font au
moins encore remplis d'une fubftance
moëlleufe & corrompue, dont la fétidité furpaffe de beaucoup celle de
toutes les autres parties d'un corps
animal quelconque dans un état de
corruption?

Les Foffoyeurs ne fe contentent pas

d'amaffer dans ces charniers les os frais ou fecs qu'ils rencontrent dans les foffes qu'ils creufent ; mais s'il s'y trouve un cadavre encore frais ou à demi-putréfié , ils l'en retirent pour s'épargner la peine de remplir cette foffe , & d'en creufer une autre , & le jettent dans le charnier ; ils le recouvrent enfuite de quelques os fecs pour qu'on ne s'apperçoive point de leur infidélité : fouvent même , nous ne pouvons y penfer fans horreur , des chiens vont y chercher à affouvir leur voracité.

Il feroit fuperflu d'infifter fur la néceffité de remédier à de pareils abus.

Faifons actuellement l'application de nos principes aux exhumations ; & voyons quels font les moyens que l'on peut mettre en ufage , pour faire les fouilles de terre dans les cimetieres , de maniere à fe garantir des exhalaifons animales corrompues & peftilentielles.

Si l'on eſt obligé d'interdire un cimetiere quelconque, il eſt de la derniere
conſéquence, ou de n'en point exhumer les corps, ou de laiſſer écouler
un eſpace de temps ſuffiſant pour les
conſumer.

Pluſieurs Auteurs aſſurent qu'un
demi-ſiecle ſuffit à peine pour opérer
cette deſtruction totale. Il feroit toujours dangereux de tenter de ſembla-
bles travaux avant un laps de dix années; & encore faudroit-il alors prendre des précautions, pour éviter que
la ſalubrité de l'air n'en fût altérée.

Voici les moyens les plus propres à
remplir ce point de vue:

Le premier, & un des plus eſſen-
tiels, conſiſte à faire pluſieurs tran-
chées dans les cimetieres, ou bien à
enlever la ſuperficie du terrein, d'où
on ſe propoſera de tirer les oſſemens;
alors on y répandra une quantité con-
venable de chaux vive, que l'on
éteindra avec de l'eau.

Voici les effets avantageux qui doivent néceffairement réfulter de cette opération. Le fluide aqueux pénetre la chaux avec d'autant plus de célérité, que cette fubftance, dépouillée par la calcination de la portion d'eau qui entroit dans fa compofition, avant qu'elle eût éprouvé l'action du feu, a par elle-même une tendance très-confidérable à fe combiner avec ce fluide. Il eft même affez généralement reçu, que la chaleur qui fe produit au moment de l'extinction de la chaux, n'eft occafionnée que par la rapidité du mêlange. L'action de l'eau ne fe borne pas à pénétrer les molécules calcaires ; elle en diffout encore une portion d'autant plus grande que l'on a verfé plus de liquide. C'eft à la maniere d'agir de la chaux fous ces deux états, que font dûs les effets dont nous allons tâcher de rendre en peu de mots le méchanifme.

Indépendamment de la chaleur qui

opere affez puiffamment fur les chairs
cadavéreufes & fur les débris de la
putréfaction, au moment de la combinaifon du fluide aqueux avec les molécules calcaires, l'eau de chaux commence à faire éprouver à ces fubftances animales les propriétés caufliques
& phagédeniques dont elle jouit, au
moyen des particules de chaux qu'elle
tient en diffolution.

A mefure que cette diffolution calcaire s'infinue dans les chairs, elle
altere & détruit tout ce qui fe trouve
expofé à fon action, avec autant d'efficacité que le pourroit faire le feu libre
& appliqué à ces fubftances Les expériences & les découvertes modernes fur la chaux, donnent lieu de
rapporter cette action à la feule tendance qui fe trouve dans les molécules calcaires, pour fe récombiner
avec les principes dont elles ont été
dépouillées par la calcination (1);

____

(1) Nous favons que nombre de Phyficiens

mais c'eſt moins la cauſe que les effets qu'il nous importe d'examiner. En admettant donc les principes établis ſur les ſavantes recherches de nos Chymiſtes modernes, & en marchant à la lueur de leur flambeau, nous obſervons que l'eau de chaux décompoſe les parties charnues, fibreuſes & membraneuſes expoſées à ſon action ; qu'elle en détruit totalement l'organiſation, & ne laiſſe finalement ſubſiſter que les particules ſeches, terreuſes & inorganiques qui entroient dans la compoſition des ſolides. Mais la chaux tenue en diſſolution, n'étant pas en état d'abſorber l'humidité des

s'occupent à faire des découvertes ſur la nature de la chaux & ſur celle de l'air fixe. Leurs expériences ont déjà répandu de grandes lumieres ſur ces importans objets, même celles de MM. Crantz & Smith, qui y paroiſſent oppoſés à certains égards. M. Lavoiſier, Membre de l'Académie des Sciences, vient de les conſigner, ainſi que ſes propres recherches, dans un Ouvrage à jamais précieux pour les Savans. N'ayant pu ſuivre ces travaux, nous renvoyons à cette ſource, ainſi qu'aux autres Mémoires qui ont été lus à l'Académie des Sciences, tant ſur la chaux que ſur l'air fixe, par MM. Duhamel, Bucquet, Venel, &c.

cadavres, qui eſt la principale cauſe
de leur putréfaction, comment peut-
elle en arrêter les effets ſi funeſtes à
l'humanité ? Voilà le problême dont
la ſolution eſt due à nos ſavans modernes. La chaux éteinte par l'eau,
eſt à la vérité ſaturée, pour ainſi dire,
de cet élément, & n'eſt plus ſuſcep-
tible d'attirer l'humidité des corps
morts & des chairs putréfiées. Mais
il lui reſte encore une autre eſpece de
tendance à combinaiſon, ſavoir avec
l'air principe qu'elle a perdu dans la
calcination ; & cette recombinaiſon
s'exécute auſſi-tôt que l'occaſion s'en
préſente. Or il paroît certain que cet
air principe eſt un des produits, celui
qui s'échappe le plus abondamment
dans la putréfaction, & qu'il eſt le
véhicule des miaſmes putrides qui
vont infecter l'athmoſphere. Les particules calcaires diſſoutes dans l'eau de
chaux, attirent à elles & abſorbent
cet air, & avec lui les miaſmes in-

fectes & contagieux dont il est chargé ; de sorte que la chaux réunit le double avantage d'accélérer la putréfaction des substances animales , & d'enchaîner, pour ainsi dire, toutes les funestes émanations qui s'en échappent (1). La crême saline qui surnage l'eau de chaux, n'étant autre chose, qu'une pellicule légere , formée par

______

(1) Les coquillages fossiles ayant un rapport d'autant plus grand avec les pierres calcaires , que celles-ci paroissent n'être formées que de l'ensemble des débris des coquillages, dans lesquels on reconnoît encore distinctement des fragmens considérables, nous nous sommes déterminés à rapporter ici quelques expériences que nous avons faites sur ces substances. Nous cherchions alors particuliérement à prouver que ces coquillages étoient de vraies substances animales, contre l'opinion de certains Naturalistes Pyrrhoniens , qui avancent que ces coquillages sont l'effet du hazard ou du jeu de la nature. Pour prouver le contraire,

Nous avons traité par la voie ordinaire du réverbere , six onces de coquillages fossiles pulvérisés , qui venoient de la montagne de *Courtagnon*. Il en est résulté deux gros d'esprit limpide qui étoit forti d'abord en petites gouttes : cet esprit avoit été suivi de vapeurs blanches sur la fin de l'opération. Le liquide spiritueux passé dans le récipient avoit absolument l'odeur fétide que produit toute substance animale soumise au même examen. Le volatil urineux animal s'y distinguoit encore sensiblement , quoiqu'il n'ait pas paru sous une

les parties calcaires, que le contact
de l'air a tirées de l'état de diffolu-

---

forme faline. Cela fuffit donc pour faire éva-
nouir le fyftéme de ceux qui voudroient faire
paffer nos teftacées foffiles pour des fubftances entiérement minérales. L'odeur fétide qui
s'éleve de nos pierres calcaires, appellées dans
ce pays-ci pierres de taille à bâtir, lorfqu'on
les fcie, femble encore prouver qu'elles font
le produit de fubftances coquillaires animales.

La différence qui fe trouve entre le degré
de feu que j'ai fait éprouver à nos coquillages foffiles, & celui auquel on expofe ordi-
nairement les pierres calcaires pour la calcination, n'eft que du plus au moins. Ainfi il
eft probable que les fels des fubftances animales n'étant pas détruits dans les pierres à
chaux, entrent pour quelque chofe dans la
partie faline terreufe, dont l'eau de chaux fe
trouve chargée, ainfi que nous l'avons avancé.
D'ailleurs les débris des coquillages dont ces
pierres font compofées, ayant pris leur origine dans les eaux de la mer, elles doivent
avoir retenu quelque chofe du fel marin. En
effet, on obferve fouvent que quelques - unes
de ces pierres qui entrent dans les bâtimens,
font endommagées & comme rongées dans la
partie qui eft expofée à l'air. Nous avons re-
connu, en les examinant de près, que cet
effet provenoit en partie d'un véritable fel marin,
dont le développement favorifé par l'humidité
de l'air, avoit foulevé & comme bourfoufflé
la fubftance pierreufe, & l'avoit enfin réduite
fous une forme écailleufe & farineufe d'une
faveur de fel marin très-diftincte. Or le fel
marin étant entré en affez grande quantité
dans les pierres calcaires qui font compofées
de fubftances fémi-animales & fémi-minérales,
n'a pu s'anéantir par le laps de temps le plus
confidérable : il pourroit tout au plus s'y être
fait un détachement de fon efprit acide par
les chaleurs fouterreines ; mais il fe feroit

tion, on ne peut lui attribuer d'autres propriétés qu'à l'eau de chaux.

Quoique ce soit particuliérement la diffolution calcaire qui pénetre les fubftances animales, & qui empêche les miafmes putrides de s'élever dans l'athmofphere, l'autre portion de la chaux vive qui fe délaye dans l'eau fans s'y diffoudre, contribue auffi pour beaucoup aux mêmes effets. Cette chaux étendue fur la furface des cadavres, s'infinue jufqu'à un certain point dans les pores multipliés qui lui font ouverts. C'eft alors que commence à s'exécuter, aux dépens de la ftructure organique des parties animales, cette affinité & ce rapport qui fe démontrent entre les molécules cal-

---

toujours combiné avec quelques autres parties terreufes ; & alors fa bafe alkaline refteroit fortement unie à d'autres parties terreufes, pour reparoître l'un & l'autre, foit lorfque ces pierres font expofées aux impreffions de l'air & des différens agens qu'il contient, foit lorfqu'après avoir été expofés à l'action violente des feux de réverbere, & réduits en chaux, leurs matrices font ouvertes & pénétrées par l'eau.

caires

caires & le produit aérien qui s'é-
chappe de la putréfaction. Le conflict
des parties fluides animales contre les
molécules solides , qui s'excite dans
la fermentation putride , & qui produit le dégagement du principe aérien ,
se trouve provoqué , pour ainsi dire ,
par la présence de la chaux. A mesure
que l'air se dégage de la masse en putréfaction , il se combine avec les particules calcaires , & les miasmes putrides se trouvent dénués de véhicule.
Cette action se continue jusqu'à ce
que tout le cadavre soit détruit , ou
que la chaux soit entiérement rétablie
dans son état primitif de terre calcaire ,
par la restitution de ses principes. Ceci
donne lieu de concevoir l'importance
qu'il y auroit d'environner les corps
d'une quantité de chaux suffisante pour
absorber tous les produits de la putréfaction. Lorsque les corps des animaux
en seroient totalement dépouillés , il
ne resteroit plus que la partie solide

C

peu confidérable, qui fe confondant avec la terre calcaire, ne laifferoit plus d'autre trace de l'exiftence des corps, que les os, plus difficiles à détruire.

Si la chaux fondue ainfi dans l'eau, peut préferver des effets de la corruption des fubftances animales, nous penfons qu'elle le pourroit faire encore plus efficacement, fi l'on enveloppoit les corps morts de chaux vive non éteinte. Cette pratique feroit importante dans les grandes inhumations; ce qui s'exécuteroit facilement en mettant alternativement dans des foffes très-profondes un lit de corps enveloppés feulement de ferpilliere ou groffe toile d'emballage & un lit de chaux vive, jufqu'à ce qu'elle fût fuffifamment remplie, pour pouvoir être recouverte de cinq à fix pieds de terre au moins. Alors la chaux vive privée de toute humidité, attireroit à elle toutes les exhalaifons infectes des cadavres à mefure qu'ils parcourroient les diffé-

rens degrés de la fermentation putride.
Dans les inhumations particulieres, on
rempliroit de chaux vive la biere où
l'on auroit mis chaque corps mort,
ainſi qu'on a ſoin de le faire à la Chine.
Cet uſage ſeroit bien capable d'empêcher les funeſtes exhalaiſons des corps
morts de parvenir juſqu'aux vivans, &
de produire les terribles accidens dont
nous ſommes tous les jours les témoins.
Mais, pour remplir les vues que nous
propoſons dans ce Mémoire, il eſt eſſen-
tiel d'éteindre la chaux avec de l'eau
ſur les cadavres, puiſqu'on les ſuppoſe
déjà corrompus, au moins en partie.
C'eſt un puiſſant moyen pour détruire
promptement les reſtes de la putréfaction, & pour rendre les exhumations
moins dangereuſes.

On peut auſſi prévenir les ſuites
dangereuſes des exhumations, en pratiquant aux environs des Cimetieres,
que l'on ouvre ou que l'on fouille, des
courans d'air, qui en emportent les ex-

halaifons . Rien ne peut opérer plus
efficacement ce falutaire effet, que des
feux allumés, & entretenus d'efpace en
efpace pendant tout le temps du tra‑
vail, & même après qu'on l'a ceffé.
Il eft avoué que par‑tout où il y a du
feu, il y a une raréfaction, & même
une forte de deftruction de l'air. Alors
les colonnes de l'air ambiant étant
comprimées, & trouvant un vuide qui
ne leur offre aucune réfiftance, elles
s'y portent de toutes part avec beau‑
coup d'activité, & entraînent avec elles
les portions d'exhalaifons fétides qui
auroient pu échapper à l'action de la
chaux, pour y être mifes à l'épreuve
du feu. Le favant Lancizi nous a dé‑
peint en peu de mots les avantages des
courans d'air, & leur efficacité pour
purifier l'athmofphere. *Fluxilitas , mo‑
bilitas & difcurfio, quæ ficuti ab aquâ
putredinem arcent , ita aerem à cohæfione
ac marcore immunem præftant* (1). Les

______

(1) Lancizi , *de noxiis paludum effluviis* , p. 7.

différentes parties volatiles des végétaux qui se répandent dans l'athmosphere, dans le temps de leur combustion, venant à se méler & à s'unir aux miasmes corrompus dont l'air se trouve alors impreigné, contribuent beaucoup à rétablir la salubrité de ce fluide.

On ordonna pendant l'hiver de mil sept cent neuf, qu'il y auroit de grands feux allumés dans toutes les places de Paris, & entretenus journellement aux dépens de l'Etat. L'intention du Gouvernement étoit sans doute de réchauffer les pauvres & les passans, & de leur procurer par-là un soulagement réel contre la rigueur du froid. Mais cette œuvre de charité fut récompensée & suivie de près d'un bien beaucoup plus précieux que celui que l'on avoit eu en vue. Les maladies scorbutiques qui commençoient à régner, & dont on avoit tout lieu de craindre de fâcheuses suites, par rapport

à l'intenſité du froid, diſparurent ; enſorte que les citoyens de cette grande
ville n'ont jamais joui ſi généralement
d'une ſanté auſſi conſtante que pendant les gelées, & même lors du dégel
de ce violent hiver (1), temps où l'on
ſçait que les maladies de toute eſpece,
ſur-tout les inflammatoires, ſont d'autant plus communes & plus dangereuſes, que le ſang & les autres liqueurs des corps animés ont été plus
condenſés dans leurs vaiſſeaux par la
longueur & la violence du froid. Ce
fait remarquable, qui n'a pu être
apperçu que par les Médecins, toujours attentifs au bien public, ne pour-
roit-il pas engager à allumer de temps
en temps de grands feux dans cette
Capitale & dans les quartiers éloignés
du centre, ſur-tout en hiver & dans
les temps bas & humides, pour en

---

(1) Nous tenons ces faits d'une perſonne
éclairée, d'une probité connue, qui en avoit
été témoin, & qui en avoit fait l'obſervation.

corriger & en enlever le mauvais air, qui tend toujours à y dominer par le nombre étonnant d'habitans qui y féjournent, ainfi que par la grande quantité de parties animales corrompues qui en font la fuite inévitable. Cette ville feroit fans doute fouvent expofée à la contagion, fi elle n'en étoit garantie par les mouvemens extraordinaires dont elle eft perpétuellement agitée. On fçait même que, malgré ce puiffant correctif, il y regne fréquemment des maladies qui lui font, pour ainfi dire, endémiques, telles que les fievres putrides & malignes de différens genres. Ce font autant de motifs qui devroient déterminer à avoir recours aux préfervatifs dont on a déjà éprouvé d'heureux fuccès.

On contribueroit infiniment à donner de la falubrité à l'air de Paris, en pratiquant des courans perpétuels d'eau pure dans les rues les plus fréquentées & les moins aérées, ou en les lavant tous les jours par des chûtes d'eau. Ce projet seroit facile à exécuter par la multiplicité de réservoirs dont elle est pourvue. On sçait que de pareils écoulemens, naturels ou artificiels, arrosent plusieurs villes du Royaume. Une partie dès rues de Bar-le-Duc font continuellement lavées par des écoulemens d'eau qui sor- de la riviere d'Ornain, &c. A Sézanne en Brie, l'on a très-artiflement fait couler autour de la partie supérieure de la ville un petit ruisseau, dont l'eau est retenue dans des auges, & d'où on la fait déborder quand on le juge à propos, de maniere qu'elle se répand dans presque toutes les rues, une ou deux fois le jour pendant l'été, avec ordre à tous les bourgeois de faire balayer devant les portes pen- dant l'écoulement de l'eau, ensorte que les rues font entretenues parfaitement propres. Par ces moyens on entretient dans la ville un air de fraîcheur toujours falutaire & très-agréable pendant les grandes chaleurs. Il eft aifé de juger combien avec de telles reffources, on peut prévenir de maladies, principalement en enlevant tous les jours les immondices d'une ville très-peuplée. L'illuftre Magiftrat qui veille avec autant de foin que de fuccès à la fûreté & au bien-être général de la ville de Paris, fçaura bien lever les obftacles qui pourroient fe trouver à l'exécution d'un projet auffi utile pour la fanté.

Je reviens aux exhumations & aux précautions qu'elles exigent.

Nous avons encore un moyen à propofer, qui ne le cede en rien aux reffources de la chaux & des feux dont nous venons de parler, pour corriger, diffiper & anéantir toute efpece de corruption de l'air. Il confifte dans l'explofion réitérée de la poudre à canon entaffée dans des boëtes, des mortiers, ou dans d'autres machines de ce genre ; ou dans la détonation de la poudre fulminante.

L'explosion & le violent éclat occasionnés dans l'air par la déflagration de la poudre comprimée dans les canons, produisent à la sortie de ces antres de feu des effets surprenans en notre faveur, lorsqu'ils ne sont point chargés de ces globes meurtriers si redoutables, destinés à la défense & à la conservation des Etats. Nulle espece de corruption dont l'air seroit infecté, ne peut résister aux commotions ni aux principes d'activité que la détonation de ces poudres y répand. Le méchanisme en est trop avantageux, pour ne pas essayer de développer quels peuvent être les secrets de la nature dans cet étonnant phénomene. Commençons par examiner ce qui compose la poudre, que l'on nomme à juste titre, *pulvis pyrius*, poudre à feu.

Il entre, comme on le sçait, dans cette poudre du nitre ou salpêtre, du

foufre & du charbon, le tout uni &
incorporé parfaitement. Quelques auteurs ont nommé le nitre, *fel infer-
nal*, à caufe du rôle important qu'il
joue dans les effets de la poudre à
canon, comme nous l'allons voir. On
fçait que ce fel eft compofé d'un acide
particulier & d'un alkali fixe réunis
fous la forme de cryftaux exagones,
traverfés dans toute leur longueur par
un canal cylindrique. Ses propriétés
paroiffent lui venir principalement de
fon acide. L'analyfe nous apprend que
cet acide eft compofé d'eau, d'une
terre fine extrêmement atténuée, &
d'une portion de phlogiftique. C'eft
fans doute à ce dernier principe que
l'on doit rapporter la facilité avec
laquelle il s'unit à toutes les matieres
inflammables & au feu libre. Le nitre
ne s'enflamme jamais feul ni de lui-
même, mais au moindre contact d'une
matiere embrafée, il prend feu dans
fa totalité, & fa déflagration eft accom-

pagnée d'une détonation & d'une ex-
penfion prodigieufe auffi violente que
rapide, de toutes les molécules aé-
riennes & aqueufes qui entrent dans
fa compofition. Parmi fes principes,
les parties aqueufes qu'il renferme, fe
développent alors avec d'autant plus
de force, qu'elles fe trouvent raréfiées
par le feu fubit & violent de la déflagration. Comme l'élément aqueux
eft par lui-même incoërcible, & que
rien ne peut en arrêter l'extrême raréfaction, lorfqu'elle eft produite par un
feu phofphorique prompt & violent ,
tel que celui de la détonation du fal-
pêtre bien rafiné, c'eft à lui que la
poudre à canon doit fes plus redoutables effets, ainfi qu'au développement
fubit de l'air qui y étoit combiné. L'efprit nitreux qui eft déjà volatilifé par
fon union avec une portion de feu
élémentaire, venant à s'unir au phlogiftique du foufre & du charbon par
l'agitation ignée de ces deux derniers

ingrédiens de la poudre, produit avec eux une flamme rapide, fuivie d'une explofion fi violente, que des maffes énormes de terre ne peuvent la réprimer, & moins encore ces pefants globes de fer que l'on expofe à fon action dans les canons & fur les mortiers à bombes. Telle eft l'action de cette étonante combinaifon. Nous pourrions nous étendre davantage fur ces admirables phénomenes ; mais faifons-en l'application à la falubrité de l'air, qui eft notre objet effentiel.

Nous avons dit que pour diffiper & anéantir la corruption de l'air, il falloit y produire des commotions. Que peut-on en effet de plus propre à opérer cet heureux effet, que la détonation de la poudre fortement comprimée dans les bouches à feu ? Elle occafionne dans l'air des explofions prodigieufes ; & par le moyen des ondulations fucceffives des colonnes de ce fluide, dont les rayons divergents partent du centre de la fecouffe, pour fe perdre, pour ainfi dire, dans l'immenfité de cet élément, elle porte les miafmes corrupteurs dont l'air eft impreigné a des diftances inconcevables, & les diffipe. La poudre en déflagration agit encore d'une autre maniere pour corriger l'air & détruire tous les levains malfaifans qu'il peut contenir. L'on fçait que les efprits acides du nitre & du foufre volatilifés, ont une propriété finguliérement efficace contre toute efpece de corruption, & qu'ils en détruifent les principes fétides & alkalins. Or la poudre, dans fa déflagration, poffede éminemment ces deux efprits acides au plus haut degré de volatilifation, ainfi que nous l'avons remarqué.

Ce que nous venons de dire de la poudre à canon peut s'appliquer en partie à la poudre fulminante, quoique fa compofition & le phénomene de fon explofion foient différens. La violente commotion que fa détonation

occafionne en tout fens dans l'air, y
fuit les mêmes loix du mouvement
que celles que nous venons d'expli-
quer pour la poudre à canon. Ce font
autant de différens moyens méchani-
ques dont l'art de guérir fçait faire
ufage à propos, pour préferver les
hommes des plus grands fléaux dont
ils puiffent être menacés. Tels font les
objets de nos études & de nos foins.

Ne pourrions-nous pas avancer ici
avec quelque fondement, d'après ce
que nous venons de voir des effets de
la poudre à tirer, que la prodigieufe
quantité que l'on en fait détonner actuellement dans les guerres les plus
fanglantes par toutes les bouches à
feu, nous mettent à l'abri de ces maladies contagieufes & peftilentielles,
qui étoient autrefois les fuites prefque
inévitables des grandes batailles, qui
ne fe faifoient qu'à l'arme blanche. On
fçait déjà que les combats font moins
meurtriers actuellement qu'ils ne

l'étoient anciennement, parce qu'au moyen des armes à feu, on en vient plus rarement à la mêlée, dont on ne fe féparoit jamais fans laiffer la terre jonchée de morts.

Il ne nous refte plus qu'à examiner les mauvais effets qui réfultent des plantations d'arbres que l'on fait dans beaucoup de Cimetieres, où nombre de perfonnes vont fe promener.

Obfervations fur les Plantations d'Arbres dans les Cimetieres.

Le principal but que l'on fe propofe dans les plantations d'arbres en forme de promenade, eft fans doute de procurer aux habitans des villes & des campagnes certains endroits agréables & commodes, où chacun puiffe prendre l'air, & donner au corps un exercice utile à la fanté. Il faut, pour remplir ces vues, établir les conditions qui font effentiellement néceffaires. 1°. On doit y refpirer un air très-pur. 2°. Les

arbres y doivent former par leurs feuillages un beau couvert qui faſſe l'office
de paraſol , pour mettre ceux qui s'y
promenent , à l'abri des impreſſions du
ſoleil pendant les ardeurs de l'été , &
pour répandre dans ces lieux une douce
fraîcheur & une légere humidité , qui
portent dans les poumons le correctif
de la chaleur brûlante & de la grande
aridité de l'athmoſphere. Or peut-on
dire que les plantations d'arbres dans
les Cimetieres renferment ces avantages ? Quoiqu'il ſoit aiſé de preſſentir
les raiſons qui prouvent le contraire ,
nous les rappellons en peu de mots ,
puiſqu'il s'agit d'un objet qui intéreſſe
la vie & la ſanté.

On peut avancer avec fondement,
que ces ſortes de plantations , devenues
ſi communes par le défaut de réflexion ,
loin de contribuer à la ſalubrité de l'air,
ne ſont propres qu'à produire un effet
oppoſé. Auſſi n'étoit-ce pas ſans raiſon
que les SS. Conciles les ont défendues

de la maniere la plus formelle. *Ex Cimeteriis vites, arbores frugiferæ, & aliæ etiam infrugiferæ cujufvis generis, aut arbufta ftirpefve omninò convellantur atque excidantur.* Ex Conftitutionibus & Decretis Synodalibus Concilii primi Mediolanenfis, S. Carolo præfide, habiti anno 1565. Vide Actus Ecclef. Mediol. p. 217.

Les exhalaifons cadavéreufes qui s'élevent fans ceffe des corps qui repofent dans les cimetieres, rencontrant une efpece de couverture dans le feuillage touffu que forment durant l'été les branches des arbres, ne peuvent s'échapper ni gagner le plein air qu'avec beaucoup de peine. Auffi refte-t-il dans toute l'étendue de l'efpace qu'il y a du fol aux branches, une athmofphere d'air épais, chargé d'exhalaifons émanées de la colliquation des cadavres. Quoi de plus dangereux que de refpirer un air auffi mal fain! Si l'on objectoit qu'il y a toujours dans ces endroits, à travers les branches & les feuilles, un courant d'air & des issues suffisantes pour emporter & dissiper cet air infecté, ce seroit avouer du moins en partie ce que nous voulons établir, savoir qu'il y regne en tout temps du plus au moins, un air ruineux pour la santé.

On a éprouvé mille fois les funestes effets des exhalaisons putrides de trois ou quatre corps enterrés dans une grande Eglise, souvent à plusieurs années de distance l'un de l'autre, quelque attention que l'on ait eu d'ouvrir pendant les chaleurs de l'été toutes les portes & les panneaux des vitres supérieurs. Or il est évident que plusieurs centaines de corps en corruption, dans une terre meuble, & dans un endroit à demi-couvert, doivent plus altérer & corrompre l'air, que trois ou quatre corps recouverts de tombes ou de pierres cimentées dans un vaste vaisseau bien aéré. Ce seul motif devroit suffire pour faire proscrire à jamais

les plantations d'arbres dans les Cimetieres. On fait d'ailleurs que l'air,
dans ces endroits de fépulture com-
mune, eft mal fain, lors même qu'il
n'y a aucun arbre, ni aucune autre
efpece de couvert, parce qu'il s'en
éleve perpétuellement des vapeurs fétides & fouvent phofphoriques. Voyons
s'il n'y auroit point encore d'autres
motifs qui s'oppoferoient aux plantations d'arbres.

Il a toujours été recommmandé par
les Réglemens de Police, de creufer
les foffes au moins de cinq à fix pieds de
profondeur. Il n'eft pas moins important de les faire fucceffivement l'une auprès de l'autre fur la même ligne, afin
de n'être pas expofé à creufer dans les
mêmes endroits, avant que les corps
aient eu le temps de s'y confumer, &
pour éviter d'expofer à un air libre des
cadavres encore frais, comme cela n'ar-
rive que trop fouvent, lorfque l'on ne
fuit pas l'ordre fucceffif dont nous

venons de parler (1). On en a vu un exemple récent dans la Paroiffe de Notre-Dame de cette Ville.

Les Foffoyeurs en creufant une foffe dans le Cimetiere, y trouverent un corps inhumé depuis quelque mois ; & pour ne point avoir la peine de faire une nouvelle foffe, ils le jetterent dans le charnier. Les parens du mort en ayant eu connoiffance, en formerent plainte à la Juftice ; & les Foffoyeurs furent condamnés à rendre de nouveau les honneurs de la fépulture, à leurs frais, au corps qu'ils avoient déshonoré.

(1) On vient de jetter les fondations d'une vafte églife à l'Abbaye des Bénédictins de cette ville. On a trouvé à quinze ou vingt pieds de profondeur dans le tuf, une grande quantité de fquélettes dont une partie des os tomboient en pouffiere ; ce qui annonçoit que l'origine de ces inhumations remontoit jufqu'à une haute antiquité. On a obfervé diftinctement que tous ces corps avoient été enterrés nuds, ou fimplement enveloppés de linge & dans des cavités faites à la béche, proportionément à l'épaiffeur des épaules, & en allant en diminuant jufqu'à l'extrémité des pieds ; ce qui prouve, comme nous l'avançons, 1°. que les anciens enterroient les corps à de grandes profondeurs ; 2°. que l'on fuivoit fcrupuleufement l'ufage de faire les foffes fucceffivement l'une auprès de l'autre fur des lignes paralleles,

Combien d'autres preuves de cette espece ne pourroit-on pas donner, qui confirmeroient ce que j'avance, & combien est sage la loi concernant les inhumations ? Les plantations d'arbres dans les sépultures publiques, font un obstacle considérable à l'exécution de ces importantes précautions, si capables de maintenir la salubrité de l'air. En effet, s'il y a plusieurs lignes ou rangées d'arbres dans un Cimetiere, si grand qu'on le suppose, c'est autant de terrein dans lequel on ne peut inhumer ; & ce retranchement oblige de revenir plutôt aux mêmes endroits où l'on a déposé des corps, pour y creuser des fosses les unes sur les autres ; ce qui expose aux inconvéniens que l'on devoit éviter scrupuleusement. On dira peut-être que les Fossoyeurs ne font nullement exacts à suivre cet ordre ; & qu'ils ouvrent indistinctement les fosses tantôt dans un endroit, tantôt dans un autre. Il est aisé de juger par ce que nous avons rapporté, que c'eſt un grand abus, & qu'il eſt important de le ré-primer, ne fût-ce même qu'en faveur de ces pauvres miſérables, qui ſont ſouvent la victime de leur téméraire déſobéiſſance. En effet, nombre de Foſſoyeurs ſont péris en creuſant de certaines foſſes, où ſe trouvoient, contre leur attente, des corps à demi-conſumés, ainſi que nous l'avons déjà fait remarquer par un exemple frap-pant.

Le terrein d'un Cimetiere où il y a une plantation, ſe trouve donc fort retréci, non ſeulement par les rangs & par les piles d'arbres arrivés à leur groſſeur, mais auſſi par l'étendue de leurs racines qui s'uniſſent & ſe croi-ſent. Alors les Foſſoyeurs ayant beau-coup de peine à fouir dans un pareil terrein, loin de donner à leurs foſſes ſix pieds de profondeur, leur en don-nent à peine cinq; de ſorte que déduc-tion faite de l'épaiſſeur du cercueil qu'on y dépofe, les corps ne font couverts que d'une très-petite quantité de terre.

De tels inconvéniens qui intéreffent fpécialement la fanté & la vie des citoyens, font fans doute d'affez puiffans motifs, pour engager à ne fouffrir aucune plantation d'arbres dans les Cimetieres. N'y eût-il que ces raifons, elles doivent réunir tous les fuffrages des perfonnes qui cherchent véritablement le bien public. Mais il y a de plus des motifs intéreffans qui militent contre l'abus de ces plantations, lorfque les Cimetieres font auprès des Eglifes.

Il eft démontré que les racines des arbres s'étendent fous terre extrêmement loin, & qu'elles s'infinuent dans les plus petites ouvertures, fous la forme de rameaux capillaires. Les mortiers même & les ciments qui fervent de liaifon aux pierres qui foutiennent les édifices, n'ont rien d'imperméable à ces racines. Mais lorſqu'elles s'y ſont introduites, elles n'y reſtent pas à beaucoup près ſous leurs premieres formes, elles y groſſiſſent & ſe multiplient. Pour peu que la premiere radicule qui s'y inſinue, prenne d'accroiſſement, elle prépare bientôt la place à une deuxieme, celle-ci à d'autres, ainſi ſucceſſivement, autant que la ſeve de l'arbre peut fournir à cette propagation. Ce ſont alors autant de coins, dont la force incommenſurable devient d'autant plus grande, que rien ne peut arrêter les efforts de la ſeve qui s'y inſinue perpétuellement. Ces radicules devenues racines, produiſent un chevelu qui, pénétrant plus loin, groſſit à ſon tour, ſépare, ébranle & ſouleve les pierres. En voici un exemple entre autres qu'il eſt à propos de rapporter.

En travaillant au donjon de la citadelle de Caën, en 1737 ou 38, on a trouvé à onze ou douze pieds de profondeur, les fondemens ébranlés, ſou-

D

levés & féparés de leur ciment de deux ou trois pouces, à différens endroits, par des racines qui s'y étoient infinuées, & qui avoient en diametre une groffeur égale. On a vu le même défordre, en réparant le fort de cette place. Ces racines avoient donc pu foulever des poids énormes (1). On ne peut aller contre de pareils faits. Ils font conftatés par l'obfervation, & conformes à ce que dicte la raifon. Nous avons tous les jours fous nos yeux des exemples d'un autre genre, qui confirment ce que nous venons d'avancer.

Les ouvriers qui travaillent dans les carrieres de meules à moulin, connoiffent la force & la puiffance des coins de bois fec, pour foulever de groffes maffes, ils en introduifent à cet effet un certain nombre dans le rocher qu'ils ont taillé en rond. Ces coins venant à fe gonfler par l'humidité de l'eau dont

______

(1) On tient ce fait d'un Entrepreneur des Bâtimens du Roi, qui dirigeoit ces ouvrages.

on les arrofe très-fréquemment , déta-
chent infenfiblement ces prodigieufes
pierres , & les féparent du roc avec lequel elles faifoient corps. Les racines
& les radicules qui s'introduifent dans
les pierres , produifent encore un défordre d'une autre nature. Elles fubfif-
tent aux dépens du mortier , du ciment
& des pierres mêmes. Ces fubftances,
quelque dures qu'on les fuppofe , font
expofées dans la terre à être pénétrées
de fucs falins & diffolvans , qui feroient
corps avec elles , & fe lapidifieroient
avec les matieres dures qui forment les
fondemens, s'ils n'étoient emportés par
une forte de fuccion , dans les pores des
racines qui les pénetrent de toute part.
Ces fucs s'y infinuent par des efpeces de
mamelons garnis de mille bouches ou
fuçoires , qui font l'office de pompe
afpirante. Par ce moyen , il s'établit
entre les pores des pierres & ceux des
radicules , une efpece de circulation ,
dont l'exercice continuel attire fans

ceſſe une portion de la ſubſtance du terrein & des pierres, pour la nourriture & l'entretien des racines. L'effet deſtructif des lierres qui s'élevent & s'attachent aux murs, eſt connu de tout le monde : on a obſervé que le dommage que produit le lierre, eſt l'effet d'une multitude de radicules & de mamelons, qui s'incruſtent non ſeulement dans le ciment qui lie les pierres entre elles, mais dans les pores même de la pierre, pour en tirer leur nourriture ; enſorte que quoique l'on coupe la tige primitive du lierre, qui part de la terre & tient d'elle ſa végétation & ſon accroiſſement, il ſubſiſte encore pendant du temps dans ſa beauté, par les radicules & les mamelons qui ſe ſont inſinués dans les pierres.

Tant que les arbres & leurs racines ſubſiſtent ſains auprès des grands édifices, il n'y a rien à craindre pour le bâtiment ; mais lorſque ce commerce de circulation vient à ceſſer entre les

pierres & les filets des racines qui les
pénetrent ; celles-ci dépourvues de
végétation, commencent par diminuer
un peu de volume : enfin elles se pour-
rissent & tombent en poussiere. Alors
les pierres des fondemens n'étant plus
soutenues, s'affaissent les unes sur les
autres, & le bâtiment s'ébranle, s'é-
croule insensiblement & tombe en
ruine, si l'on n'y remédie promptement. Quoiqu'il faille quelquefois des
siecles pour que de tels désordres deviennent sensibles dans les grands bâtimens, ce n'est pas une raison pour
les méprifer. Nous devons au contraire
les prévenir par la prudence, puifqu'ils
pourroient faire beaucoup de tort, s'ils
étoient négligés.

Si les arbres nuifent confidérable-
ment aux fondemens des bâtimens par
leur racines, ils ne font pas fans incon-
vénient du côté de leurs tiges & de leurs
feuillages. Leur ombrage empêche
l'air & le foleil d'enlever les humidités

qui pénetrent, amolliffent & détruifent une partie des ciments qui lient les pierres des édifices. Les arbres ont à la vérité l'avantage de les garantir un peu de l'action des vents ; mais il eft payé trop chérement par le préjudice qu'ils y portent.

On objectera peut-être que ces dégradations que nous venons de rapporter, font l'effet inévitable du temps. Tout dépérit à la vérité avec le temps, *tempus edax rerum*. Mais l'homme prudent doit fe fervir des lumieres que Dieu lui a données, & employer les reffources que lui fournit fon induftrie, pour prévenir les inconvéniens propres à lui porter quelque préjudice.

Nous avons rapporté dans ce Mémoire ce qui nous a paru de plus intéreffant touchant les Exhumations & les Inhumations dans les églifes, & par rapport aux Charniers & aux Plantations d'arbres dans les Cimetieres. Le danger des exhumations précipitées

doit nous faire efpérer qu'on n'en per-
mettra point à l'avenir, avant que les
cadavres ne foient totalement confumés, ou fans prendre les précautions
néceffaires pour que leurs exhalaifons délétaires ne puiffent point parvenir jufqu'aux vivans. Nous aurions
defiré pouvoir fupprimer des termes,
& éviter de rapporter des faits qui
répugnent à l'humanité; mais il auroit été difficile de traiter autrement
cette matiere, fans l'affoiblir. Il falloit faire connoître tout le danger des
mauvais ufages contre lefquels nous
nous élevons. Trop heureux, fi nos
recherches peuvent contribuer, felon
l'étendue de nos defirs, à la confervation de nos concitoyens & au bien
de l'humanité.

F I N.

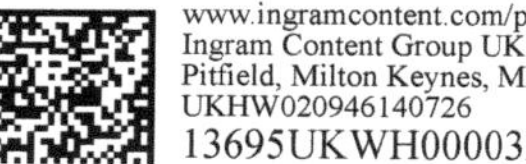